T0282024

Germinal

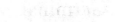

Germinal

Tania Tagle

Lumen

ensayo

El papel utilizado para la impresión de este libro ha sido fabricado a partir de madera
procedente de bosques y plantaciones gestionadas con los más altos estándares ambientales,
garantizando una explotación de los recursos sostenible con el medio ambiente y beneficiosa para las person

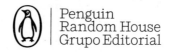

Germinal

Primera edición: enero, 2023

D. R. © 2023, Tania Tagle

Este libro fue realizado con el apoyo del programa Jóvenes Creadores del FONCA

D. R. © 2023, derechos de edición mundiales en lengua castellana:
Penguin Random House Grupo Editorial, S. A. de C. V.
Blvd. Miguel de Cervantes Saavedra núm. 301, 1er piso,
colonia Granada, alcaldía Miguel Hidalgo, C. P. 11520,
Ciudad de México

penguinlibros.com

ISBN: 978-607-382-502-3

Impreso en México – *Printed in Mexico*

A Javier Raya, la semilla

Prefacio

La tarde de febrero en la que dos líneas moradas aparecieron con timidez en la prueba de embarazo que sostenía en la mano, pensé en ella. En su falda de serpientes y sus collares de corazones humanos y cráneos. En sus tetas flácidas que amamantaron a cuatrocientos dioses, en su rostro de pesadilla. Coatlicue, el epítome de la madre y de la monstruosidad.

Conforme fueron avanzando las semanas, la idea de la madre/monstruo no dejaba de rondarme. Mi cuerpo, entre más se deformaba, más me causaba curiosidad, deseo y repulsión, todo al mismo tiempo. Además, la realidad parecía deformarse junto con él, como cada vez que un monstruo aparece en una historia y lo trastoca todo. Hay horror, pero también hay atracción. Empecé a escribir el primer ensayo de este libro bajo esa premisa y se fue convirtiendo en un diario de embarazo a la par de un cuaderno de notas sobre lo monstruoso.

La monstrificación de las mujeres durante el embarazo es algo que ocurre todo el tiempo y de lo que social e individualmente somos poco conscientes. Las mujeres embarazadas estamos rodeadas de mitos y supersticiones; se levanta a nuestro alrededor una forma de respeto y consideración extrañas, muchas veces parecida a la veneración, y hay quienes incluso sienten temor frente a nuestros cuerpos y su transformación. Explorar esa relación entre la experiencia individual del embarazo y la forma en que se colectiviza a través de la monstruosidad me pareció casi natural.

Luego, conforme se acercaba mi parto, tuve mucho miedo. Traté de investigar lo más posible, sentía que si recopilaba la suficiente información, que si "estudiaba" como si fuera alguna especie de examen de graduación (muy poco después aprendí que era solo el propedéutico de la maternidad) estaría más tranquila. Pero nada lograba paliar mi ansiedad, así que empecé a pensar en los milagros. ¿Qué es un milagro?, ¿por qué decimos que la vida es un milagro?, ¿qué es dar a luz? No desde la fascinación y la repulsión, sino desde el temor escatológico, se fue tejiendo el segundo ensayo de este libro. El miedo a morir está naturalizado en la mayoría de las personas: se escribe, se discute, se hace filosofía al respecto, ¿pero el miedo a la vida? En mi caso específico: el miedo a dar vida. Ese pánico sagrado que te cuentan como milagro, ¿lo es en realidad?

El último ensayo es un epílogo en proceso, pues da cuenta de los primeros años de la crianza, que para mí ha sido otra forma de aprender a practicar el asombro. El asombro lanza una pregunta en lo más hondo de nosotros, saber qué hacer con esa pregunta ha sido uno de los aprendizajes más valiosos de mi maternidad. Acompañar el asombro de un ser humano y redescubrir el propio es un proceso aterrador y maravilloso.

En el acto de asombrarse está la semilla de todo pensamiento científico y filosófico, y también a partir de ahí es posible construir una crítica al predominio masculino que lo ha ejercido. Este último ensayo inacabado es, pues, un repositorio de dudas y asombros que surgieron mientras repetía los nombres de las cosas después de que mi hijo las señalaba para que los apre(he)ndiera, mientras arrullaba de madrugada, limpiaba excreciones y secreciones o esperaba en la sala de un consultorio pediátrico. Estoy segura de que con el paso del tiempo se irán sumando muchas otras.

Este libro está hecho de curiosidad y de miedo. A falta de una tribu con quien sentarme a sentir y a pensar durante todo este proceso que, me permito insistir en esto, no debería ser tan solitario, me puse a escribir. Corrijo, no a escribir; más bien, a hacer que la escritura y todas las voces que conjura, antiguas y actuales, me acompañen.

Yo soy Ofelia. Aquella que el río no contuvo.

HEINER MÜLLER, *Hamletmaschine*

Yo iba a la alberca para ver la luz refractada en las ondas de la superficie. Para rozarla con la palma abierta y sentir la piel del agua por unos instantes. O para cerrar los ojos y escuchar el eco, las frases a medias, los gritos ahogados por el vapor, las risas salpicadas. Yo no iba a la alberca a nadar.

Las otras mujeres cruzaban de un lado a otro. Todas ellas brazos y pechos y espaldas luminiscentes. Memoria anfibia puesta en marcha. Yo las observaba desde la orilla, somnolienta.

Sus panzas se parecían a la mía y al mismo tiempo eran completamente distintas. Cada mujer se expande a su manera, se vuelve alberca, tanque acuático, con un diámetro y unas dimensiones distintas. Alcanzaba a ver, desde donde estaba, algunos ombligos protuberantes debajo de la licra del traje de baño. El mío no estaba saltado, simplemente se había borrado. Yo también sentía que me borraba poco a poco.

Respiraba profundamente para que el olor del cloro hinchara mis pulmones. Y era como sentirme limpia por dentro. Cuando comenzaba a marearme, repetía en voz baja la palabra cloro como una onomatopeya líquida: clo, clo, clo ro.

A veces metía un poco las piernas para asombrarme por la fosforescencia de mis pies bajo el agua. Para asegurarme de no sucumbir a la tentación de sumergirme, me dejaba la bata puesta.

Me había inscrito porque un doctor me sugirió "mantenerme activa", como si mi cuerpo no estuviera más atareado que nunca, creando uñas, pelos y pulmones de la nada.

Consideré buena idea pasar la tarde en una alberca. Me gustaba la humedad, el olor, el eco, la cercanía con el agua… pero nunca entraba. Tan solo pensarlo me ponía ansiosa.

Tenía miedo, pero no era miedo al agua. Al contrario. Había visto a un ahogado una vez, de niña: la piel azul, los labios morados y abiertos. Estaba segura de que era la muerte más hermosa de todas. No me metía a la alberca porque sabía que no tendría voluntad para flotar.

Me dejaría arrullar por las lenguas acuáticas. Apretaría los ojos hasta sentir que el hilo que me mantenía atada a la superficie se rompiera y pudiera abandonarme por fin al sueño en el fondo.

Me imaginaba acostada boca arriba en el piso de la alberca, liviana y pesada al mismo tiempo. Abriría los ojos ya sin ardor para mirar al grupo de mujeres que cargaban sus ridículas panzas.

Borrosas, consternadas, se abrazarían unas a otras. No intentarían rescatarme porque para entonces ya no habría nada que hacer. Seguramente dirían que estaba deprimida, que era extraña y no me emocionaban las manualidades que todas hacían para sus futuros hijos. Tratarían de no mirarme mucho para que no se les cortara la leche. Y yo les sonreiría de vuelta desde el saco amniótico de la piscina.

Un feto con un feto adentro.

Primera parte:
Monstrat futurum monet voluntatem deorum

Las causas de los monstruos son varias.

La primera es la gloria de Dios.

La segunda, su cólera.

AMBROISE PARÉ, *Monstruos y prodigios*

En el año 387 a. C., escribe Tito Livio, los galos invadieron Roma. Tomaron la ciudad por sorpresa durante una noche y cometieron el saqueo más grande del que se tiene registro desde entonces. Durante el asalto, los invasores prendieron fuego a cientos de pergaminos y documentos oficiales, así que la historia de Roma, antes de esa fecha, es mitad reconstrucción y mitad leyenda.

Mientras la ciudad era tomada, los próceres romanos corrieron hacia las colinas y algunos de los más importantes se refugiaron en el Monte Capitolio, una de las siete colinas de Roma, que albergaba un templo dedicado a Júpiter, Minerva y Saturno.

Atrincherados en la cima, sin víveres ni agua, los romanos invocaban a los dioses en espera de su intervención, pero ninguno aparecía. Los galos, mientras tanto, irrumpieron en casas y negocios, asesinando a quienes no habían logrado escapar.

Una madrugada, debilitados por alguna enfermedad infecciosa, consecuencia de los cientos de muertos que yacían sin enterrar en las calles, y quizá anticipándose a la posibilidad de un contraataque, los galos decidieron asaltar el Capitolio durante la madrugada, esperando encontrar a todos dormidos.

Fueron tan sigilosos al aproximarse que ni siquiera los perros se despertaron. La derrota absoluta de Roma era inminente.

En esa misma colina se encontraba un templo menor, consagrado a Juno en su versión doméstica, la diosa Moneta, protectora de la economía del hogar, de cuyo nombre derivaría, entre muchas otras, la palabra *moneda*.

Juno se percató de que los galos se aproximaban y despertó a los gansos consagrados a ella que vivían en el templo. Los gansos comenzaron a graznar desesperadamente, tanto, que todos en el Capitolio despertaron sobresaltados creyendo que el sonido era emitido por criaturas sobrenaturales y se pusieron inmediatamente en guardia.

Los galos, débiles y enfermos como se hallaban, fueron emboscados y vencidos. Roma fue recuperada y Juno-Moneta nombrada su guardiana.

Desde entonces, los enviados de la diosa se convirtieron en mensajeros de todo tipo de desgracias y catástrofes: cuando aparecían, los hombres sabían que debían prestar atención a su alrededor y prevenirse, porque algo inesperado estaba a punto de ocurrir. A estos enviados se les llamó monstruos.

El monstruo no atrae la catástrofe, ni es por sí mismo la catástrofe. Nos advierte sobre ella. Pero no sabemos escuchar.

Casandra y Tiresias también fueron monstruos.

En *De verborum significatione*, Sextus Pompeius Festus, gramático romano del siglo II a. C., anota: «monstrum quod monstrat futurum et monet voluntatem deorum» / «monstruo porque aparece para anunciar el futuro e informar sobre la voluntad de los dioses».

Aparece, es decir, irrumpe, entra en escena.

Un monstruo es, en principio, una interrupción. Una transgresión a la estructura. Quizá por eso asociamos lo monstruoso con la deformidad, cuando en realidad corresponde a la *deformación* repentina de una realidad ordenada, o que creíamos ordenada, hasta ese momento.

Así fue como se sintió el resultado de la prueba casera de embarazo: como la irrupción de algo extraño que te provoca la necesidad de tallarte los ojos y mirar de nuevo, solo para corroborar que viste lo que viste.

Y ese desconcierto inicial, poco a poco, se transforma en miedo. Miedo hacia algo que no debería estar ahí y sin embargo está. Quiero decir *está* porque no me atrevo a decir *es*, pero su presencia se anuncia.

El monstruo siempre se anuncia. Si se presta atención, puede advertirse el momento en que la materia elástica de la realidad comienza a estirar sus contornos para hacerle espacio. En mi caso, fueron las náuseas.

La primera interrupción de mi rutina habitual ocurrió una mañana. Solía despertarme hambrienta y asaltar la cocina. De pronto, un día, el olor a pan tostado que percibí apenas me levanté de la cama me provocó arcadas. Ese fue el primer indicio de que algo estaba por revelarse. Y a ese anuncio le siguieron otros, quizá mucho más sutiles pero igualmente inquietantes: la somnolencia constante, las ganas de llorar por cualquier cosa, la falta de apetito, un inexplicable zumbido en el oído izquierdo…

Ahora sé que sí existe la sensación de "estar embarazada"; que una puede, de hecho, sentirse embarazada como cuando se siente agripada o indigesta. Pero la primera vez no eres capaz de detectarlo. Sabes que "algo" pasa. Notas que tu cuerpo no es el mismo, que incluso tu rostro luce ligeramente distinto, pero no logras entender qué es exactamente. Y, como estás acostumbrada a desestimar tu instinto, lo dejas pasar.

El día que decidí comprar la prueba de embarazo, abordé temprano un microbús rumbo a mis clases y el movimiento del vehículo sin amortiguación me provocó un malestar tan insoportable que estuve a punto de desvanecerme. Me bajé varias cuadras antes de mi parada en una calle desconocida y comencé a caminar. A los pocos pasos tuve la certeza de que alguien caminaba detrás de mí. Miré por encima de mi hombro solo para encontrarme con una calle completamente vacía.

Sin embargo, la sensación era persistente. Había alguien conmigo en la calle aunque no pudiera verlo. Podía percibirlo a cada paso que daba como si fuera a saltar desde algún portal o a materializarse de pronto en mis narices. Recuerdo incluso haber escudriñado los árboles, en busca de algún *voyeur* entre sus ramas. Nada. No lo veía pero lo sabía, lo sentía, y la sensación era la misma de cuando de niña apagaba la luz y subía la escalera segura de que *algo* iba a jalarme hacia abajo. La misma de cuando alzaba la colcha para asomarme bajo la cama y cerraba los ojos para no ver al monstruo.

El monstruo transgrede las formas, físicas, sí, pero también las del pensamiento. Nos excede y nos confronta con una existencia para la que no tenemos conceptos ni herramientas. El monstruo es todo lo que nos sacude, nos obliga a prestar atención a las convenciones, nos saca de nuestro centro para arrojarnos a lo desconocido.

Las dos rayitas moradas en la palita de plástico como los graznidos de los gansos.

Cada día que pasa, mi cuerpo se siente menos mío. Como si estuviera siendo colonizado lentamente y en cualquier momento fuera a dejar de obedecerme. No importa cuánto trate de permanecer despierta, me quedo profundamente dormida. No importa cuánto coma, sigo teniendo hambre. Pero luego vomito. Me enojo por cualquier cosa, pero inmediatamente después me invade una enorme tristeza y lloro. A veces por haberme enojado por una tontería, a veces de impotencia. Desconozco mi cuerpo, mis pensamientos y mis reacciones. Es como si alguien más me estuviera viviendo, como si poco a poco me fuera convirtiendo en otra.

¿Se nace monstruo o se deviene monstruo?

En *Monstruos y prodigios*, Ambroise Paré intenta clasificar los distintos tipos de monstruos y sus orígenes. Una de las principales causas de la monstruosidad que describe es haber concebido mientras se está menstruando, pues la impureza de la mujer se impregna en el feto y esto evidentemente molesta a Dios. No me queda muy claro si se castiga al hijo por las acciones de la madre o se castiga a la madre a través del hijo. Parece que, desde hace más de quinientos años, la sociedad no tiene problema con que ambas cosas resulten prácticamente indistinguibles.

Los romanos nunca explotaron las virtudes moralizantes de la monstruosidad; de hecho, en *De natura deorum*, Cicerón coloca a los monstruos junto a los adivinos, los videntes y los intérpretes de sueños. El temor que el monstruo infunde no se debe a su apariencia ni a su origen, sino a lo repentino de su aparición y a la posible tragedia que vaticina. Sin embargo, durante la Edad Media, los monstruos recopilados por Plinio durante el siglo I, ampliados posteriormente por Solinio y el *Physiologus* griego ya en el siglo III, son despojados de su naturaleza divina y oracular para convertirse prácticamente en material didáctico, dando origen a los bestiarios.

Los bestiarios, como género, resultan particularmente complejos e interesantes pues, a primera vista, su espíritu clasificatorio podría hacernos creer que nos hallamos frente a un esfuerzo enciclopédico y precientífico. Sin embargo, cada monstruo, recuperado casi siempre de la tradición grecolatina (grifos, centauros, basiliscos), pero también de la gala y de la árabe, es dotado de una significación mística o religiosa y se trazan paralelismos entre sus supuestas costumbres y los vicios o virtudes cristianas. De este modo, los bestiarios se convierten en herramientas de instrucción moral:

La propiedad y naturaleza de la ballena es que permanece tanto tiempo en un mismo lugar que sobre ella crecen arbustos y hierbas; así, los marinos, que tienen gran deseo de descansar en tierra, creen haber encontrado un monte de tierra y de piedras. Y así descansan sobre ella, y encienden fuego. Y cuando la ballena siente el calor del fuego, se sumerge en lo más profundo del mar y perecen todos los marinos.

La ballena significa este mundo: todos los que creen haber hallado reposo en este mundo se ven engañados en sus locos deseos; pues todas las cosas mundanas son efímeras.
Physiologus, pp. 205-206

El monstruo se utiliza para resaltar el carácter de todo aquello que no queremos ser, su función es construir una alteridad en oposición a todo aquello con lo que nos identificamos o queremos identificarnos. No es casualidad que, mientras el primer indicio de una irrupción monstruosa ocurre dentro del Capitolio romano, uno de los lugares más importantes de la ciudad, ya durante la Edad Media los monstruos hayan sido relegados a las periferias, los parajes inhabitados e inexplorados y las tierras lejanas y desconocidas. El monstruo poco a poco se convierte en extranjero, en el Otro.

Hay un extranjero en mi cuerpo, un Otro que ha irrumpido como los galos en Roma. Pienso todas estas metáforas grandilocuentes para no pensar la literalidad de la pregunta que tengo poco tiempo para responder: "¿quiero gestar este embrión?".

Aunque la pregunta debería ser "¿deseo ser madre?", pero no puedo preguntarme eso. No puedo llegar ahí todavía. Ser madre me parece algo demasiado lejano, por ahora soy como esa ballena inmóvil de la que hablaban los marineros medievales que puede sumergirse en cualquier momento o puede quedarse ahí como una isla y convertirse en la casa de un náufrago.

Dice Mircea Eliade que desde el periodo Neolítico, cuando aparecieron los primeros asentamientos humanos, toda ciudad tiene un *omphalos*, un centro. Este centro a veces es geográfico y a veces es exclusivamente simbólico, pero siempre está asociado con una protección sagrada. En el caso de la mayoría de las ciudades modernas, el *omphalos* está representado por las iglesias o catedrales que ocupan los primeros cuadros de la ciudad, así como en su momento fueron las pirámides y los centros ceremoniales los lugares simbólicos de lo sagrado.

La concentración, por fuerza, excluye, y en todas las ciudades hubo desterrados: las brujas, los parias, los monstruos y los inadaptados fueron arrojados a los extrarradios, lejos del ombligo sagrado. Este destierro geográfico responde en primer lugar a la necesidad de un destierro óptico: el monstruo se oculta, se relega a la oscuridad.

Sin embargo, en el propio cuerpo, el ombligo, nuestro centro, es también el signo de nuestro primer destierro. La cicatriz que nos recuerda la primera conexión que perdimos y el exilio que significó nuestro nacimiento. Antes que cualquier otra cosa, todos hemos sido expulsados.

Estoy en el mercado de Mixcoac, esperando un caldo. Una de las pocas cosas que puedo comer sin devolverla a los pocos minutos es caldo de gallina. La mesera está embarazada, como yo, pero no como yo. Su barriga es prominente, le dificulta el paso entre las mesas apretadas, la mía es apenas una posibilidad.

La miro acariciar su vientre mientras toma pedidos; casi inconscientemente, su mano vuelve una y otra vez a su vientre como si ese fuera su lugar natural. No logro discernir si se trata de un gesto de protección o de una inercia. O si, por el contrario, intenta apaciguar los movimientos de su hija o hijo, como si al ponerle la mano encima le dijera "calma, ya casi terminamos este turno".

Por un segundo, y ese segundo fue suficiente, me imaginé repitiendo su gesto, me pregunté si mi panza se vería como la suya, si caminaría igual que ella con una torpe destreza, si adoptaría mi mano la posición natural de estar cargando a mi hijo aún antes de nacer. Y sonreí. Eso bastó para saber que iba a parir.

"¿La ilusión? Eso cuesta caro" dice un personaje de Juan Rulfo en *Luvina*.

¿Quién es entonces el monstruo, la pecera de sangre en la que yo me estoy convirtiendo o la cabeza con ojos de alfiler a los costados, aletas y cola de camarón que crece dentro de ella? Mi vientre va cobrando redondez y mi piel se estira y se rompe en trayectorias que parecen describir una tormenta eléctrica. Debajo de mi piel, mi hijo duerme el sueño de las anémonas.

En el texto de Paré también encuentro que, según Aristóteles, los seres con dos cuerpos unidos, si resultan tener dos corazones bien formados, pueden ser considerados como dos hombres o mujeres que iban a nacer juntos como mellizos pero algún percance contingente, por ejemplo, una matriz demasiado estrecha, les ha impedido separarse. Sin embargo, si resultan tener solamente un corazón, serán considerados monstruos. Hoy, a mis cinco semanas de embarazo y hasta las veinte semanas, cuando se encuentre completamente formado, en mi cuerpo habrá dos cabezas pero solo un corazón completo… Por ahora, el monstruo es esto que somos juntos.

Las náuseas van a durar solo tres meses, me siguen repitiendo cada vez que respondo a la pregunta "cómo estás" o "cómo te sientes". He llegado a creer que solo me preguntan para autorizarse a explicarme cosas. Extraño hablar de mí sin mencionar el embarazo o al "bebé".

Aún me cuesta llamarlo bebé porque es del tamaño de un garbanzo y se parece más a un renacuajo que a una persona.

Aunque la gente siga diciendo "tres meses y te olvidas" y yo siga pensando que cómo me voy a olvidar, que una no se olvida de que está gestando ni cuando duerme. Ni siquiera en mis sueños me siento yo misma. ¿Puede el inconsciente de mi hijo estar invadiendo el mío? ¿Tiene inconsciente aquello que aún no tiene consciencia?

He probado todos los remedios para los males del embarazo, desde los que me recomendaron mi madre y mi suegra, hasta los que leí en internet, me aconsejó alguna amiga o me encontré en un herbario del siglo XIX. Las hierbas medicinales fueron mis mejores amigas durante las primeras semanas. Hasta hace unos días, cuando una señora me vio pidiendo anís y menta en el mercado y me advirtió que eran peligrosos cuando se está "esperando".

Prácticamente todo el mundo tiene algo que opinar al respecto de mi maternidad y de mis decisiones alrededor de ella, todo el mundo tiene un consejo, una recomendación o una angustia nueva e inimaginada que transmitirme. El embarazo sigue teniendo el poder de convocar a su alrededor todo tipo de conocimientos médicos, supersticiones, remedios caseros, tradiciones familiares, mitos y temores no solicitados.

El conjunto de casualidades que originaron nuestra existencia constituye un misterio que ejerce una fascinación poderosa y una enorme necesidad de decir. De convocar algún conjuro contra la incertidumbre de la vida que ocurre frente a nosotros, absolutamente fuera de nuestro control. Las siguientes generaciones vendrán, están viniendo, nosotros nos iremos y necesitamos, quizá sin comprenderlo, decir alguna cosa que haga parecer que sabemos, que justifique el tiempo que llevamos en el mundo, para que no parezca que vinimos solamente a suscribir asombro tras asombro. Aunque no sabemos nada, aunque nos estamos quedando atrás sin haber entendido ni siquiera cómo.

Resulta que *dicen* que el anís calienta el vientre y las altas temperaturas durante la gestación pueden ocasionar que mi hijo "salga con la cabeza aplastada en lugar de redonda". La mujer del mercado también me recomendó apartarme de la estufa y usar ropa ligera para evitar que se me caliente de más la tripa. Debo admitir que por primera vez me pasó por la mente la idea de parir un niño con alguna enfermedad congénita y consideré dejar de beber el té de anís, aunque fuera lo único que me calmaba el malestar.

Toda esa tarde la pasé brincando de un sitio web a otro, leyendo artículos sobre condiciones genéticas y síndromes para mí antes desconocidos. Me forcé a mirar fotografías científicas que se sentían casi amarillistas durante horas para tratar de imaginar mi vida maternando a un hijo en condiciones similares.

Faltaban diez días para el próximo ultrasonido, el malestar se estaba volviendo poco a poco

llevadero y, para el día de la consulta, las fotografías que había hallado en internet ya no me oca-
sionaron impresión ni angustia alguna. Las había
normalizado a fuerza de sobreexponerme a ellas.
Pero no podía dejar de pensar en que solo lo que
arbitrariamente consideramos anómalo es suscep-
tible de ser normalizado.

Llegamos tarde a consulta. Tomo mi lugar en la cordillera de vientres en la sala de espera. Pesadas e inescrutables, como ídolos de animales sagrados, mujeres elefantas y mujeres ballenas duermen la siesta o se abanican con una revista. Dos de ellas, que supongo acaban de conocerse, hablan de sus malestares y comparten diagnósticos. A una se le cae muchísimo el pelo, la otra tiene los pies hinchados. La recomendación médica fue la misma: vitaminas y reposo. Pero ambas, además de estar fabricando a una persona con sus cuerpos, están criando a otra. ¿A qué hora van a hacer eso del reposo?

Los médicos extienden recetas, dan órdenes, regañan, a veces ignoran o desestiman. Ellos deciden cuándo lo que sientes es verdadero dolor y cuándo estás exagerando. Te hablan como si fueras muy pequeña y no entendieras las palabras difíciles. No piden tu consentimiento, te explican. Ellos son la norma y tú eres la otredad que no encaja en lo que dicen los libros de medicina.

Una nunca termina de acostumbrarse a la sensación del gel para ultrasonido. La reacción natural al sentir el contacto frío y viscoso es sumir la panza, retraerse. Pero mi panza ya no me obedece.

Lo hemos visto moverse con pereza, en cámara lenta, vive y se nutre en la penumbra, como los peces monstruo de las zonas abisales. Me han dicho que escucha, aunque distorsionado por el líquido.

Todo está normal. La presión sanguínea, normal. El tamaño, normal. La motricidad, normal. El nivel de líquido amniótico, normal. Todos los percentiles y promedios y cifras, dentro de lo normal. Sonrío ¿aliviada? Cada consulta médica "exitosa" no es más que una celebración de la normalidad.

En *Monster Culture*, Jeffrey Jerome Cohen afirma que un monstruo es la materialización de un tabú que obliga a la sociedad a encarar su miedo a salirse de la norma, es decir, a desobedecer: "el cuerpo del monstruo, literalmente incorpora miedo, deseo, ansiedad y fantasía (ataráctica o incendiaria) dándole vida propia y una misteriosa independencia". El monstruo, entonces, también es una insurrección.

Quizá por eso, los monstruos pasaron a ser asociados directamente con representaciones de la cólera divina y luego con "aberraciones" de la naturaleza, criaturas antinaturales o sobrenaturales pero nunca naturales, porque nuestra concepción de naturaleza está asociada, por un lado, con la perfección estética y moral, y por otro, con la repetición. Es decir, un fenómeno, para ser considerado "natural", debe cumplir con ciertos ciclos: el amanecer, la lluvia, los seres vivos, todos participan de una cadena de repeticiones y causalidades. Pero el monstruo rompe la cadena al presentarse como una anomalía en el curso "natural" de las cosas, cuyo origen solo puede tener causas divinas o demoníacas que no son susceptibles de ser comprendidas y estudiadas como ocurre con los objetos de la naturaleza, sino que deben ser interpretadas.

Así es como los monstruos comienzan a acumular los males que no podemos admitir dentro de nosotros mismos. Su función ya no es advertirnos sobre posibles desgracias, como en Roma, sino representar todas nuestras perversiones para exorcizarlas.

El monstruo romántico y victoriano apareció para resaltar los contrastes entre lo bello y lo grotesco y denunciar al mismo tiempo al "verdadero monstruo": una sociedad cada vez más urbana e industrial, llena de prejuicios y asustada de sí misma. Ese es el contexto del Frankenstein de Shelley, pero también de la mayoría de los "monstruos" de Victor Hugo. Criaturas inocentes, estigmatizadas y victimizadas. Alteridades disidentes de la norma estricta y cada vez más punitiva. Otredades que, sintomáticamente, no logran abrazar las normas sociales de la cultura occidental.

Este hijo mío, por ejemplo, va a construirse una subjetividad con las palabras que yo le dé. Voy a enseñarle a llamar azul a cierta impresión producida por la luz que no soy capaz de definir, sin explicarle por qué, a fuerza de repetición. Voy a enseñarle a no mirar fijamente a las personas, ni a señalarlas, aunque sean arrebatadoramente bellas o tengan narices interesantes. Aprenderá a comer con cubiertos a la fuerza y a saludar a gente que no siempre tiene ganas de saludar y a privarse de tomar las cosas que le gustan en una tienda cuando yo no las pueda pagar. Poco a poco abandonará sus deseos y sus costumbres para adoptar los que yo le imponga y entonces podré decir que lo he educado… Entre más reflexiono acerca de lo que será la crianza, más siento que se asemeja a un proceso de colonización: imponer a otro mi lenguaje, mis hábitos, mis creencias, despojarlo de los suyos sin que me importe siquiera comprenderlos, es más, negando que de hecho existan más que como expresiones "incivilizadas".

El concepto de monstruo o monstruosidad no existía en las naciones mesoamericanas como en Occidente hasta que los cronistas de Indias lo incorporaron en sus descripciones de animales comunes y corrientes, como el guajolote, descrito por Bernardino de Sahagún. O de ciertas criaturas que cobraron tintes mitológicos, como el ahuizote.

Hay un animal en esta tierra que vive en la agua, y nunca se há oído, el cual se llama Avitzotl, es de tamaño como un perrillo: tiene el pelo muy lezne y pequeño: tiene las oregitas pequeñas y puntiagudas, así como el cuerpo negro y muy liso, la cola larga y en el cabo de ella una como mano de persona: tiene pies y manos, y son como de mona: habita este animal en los profundos manantiales de las aguas, y si alguna persona llega á la orilla de donde él habita, luego le arrebata con la mano de la cola, y le mete debajo del agua y le lleva al profundo, luego turba á ésta y le hace

vertir y levantar olas, parece que es tempestad de agua,
y las olas quiebran en las orillas, y hacen espuma; y
luego salen muchos peces y ranas de lo profundo, an-
dan sobre la haz del agua, y hacen grande alboroto en
ella; y el que fué metido debajo allí muere, y de ahí á
pocos días, el agua arroja fuera de su seno el cuerpo
del que fué ahogado, y sale sin ojos, sin dientes, y sin
uñas que todo se lo quitó el Avitzotl.
Historia general de las cosas de la Nueva España, Libro XI, pp. 205-207

Para los colonizadores, todo en el "nuevo mundo", en tanto desconocido, era monstruoso y pro-
digioso. La literatura fundacional de América Latina
no es la épica de la ira (*Canta, oh musa, la cólera...*),
sino la crónica del asombro. Pero ese asombro inicial fue rápidamente tasado y catalogado, todo lo
que no encajaba en el molde europeo se convirtió
en monstruo, como el ahuizote, que muy probablemente no era más que una especie de castor o
nutria marina. Así, durante el periodo colonial, la
monstruosidad comenzó a asociarse con la exotiza-
ción de la alteridad para remarcar sus diferencias.

Sin embargo, para poder construir esta alteridad, el monstruo también debe permitirnos cierta identificación. El otro es otro porque en cierto modo es igual a mí, pero también es inadmisiblemente distinto. El monstruo está conformado por todo aquello que de mí reconozco, pero rechazo: la violencia, el deseo, el instinto. Lo más terrible de los monstruos es lo mucho que se nos parecen, no importa cuánto intentemos desmarcarnos de ellos.

Los monstruos son los chivos expiatorios de nuestras propias desviaciones y deseos reprimidos, pero también los espejos de nuestros prejuicios frente a la alteridad. Mi repentino temor ante una posible enfermedad del feto que cargo me lo confirmó definitivamente. La sociedad te exije hijos extraordinarios, pero no anormales. ¿En dónde radica exactamente la diferencia? ¿Hay una zona liminal en la que, por ejemplo, la belleza extraordinaria linda con la anormalidad? ¿Es el monstruo un exceso? ¿Un desacato?

En *Los anormales*, Foucault trata de establecer las diferencias entre la simple deformidad y la monstruosidad. Concluye que el monstruo, para ser considerado como tal, no solo desafía las leyes de la naturaleza, sino también las leyes divinas y sociales. No basta con desobedecer lo que consideramos "natural". El monstruo se crea a partir de una intersección de desobediencias. La deformidad, por sí misma, no puede ser considerada monstruosidad, pues no atenta de manera directa contra las leyes civiles, incluso las leyes divinas la amparan.

Sin embargo, cuando el cuerpo deforme pone en crisis la ley civil —por ejemplo, cuando se trata de hermafroditismo, híbridos, criaturas autómatas, etcétera, que no pueden ser insertas en una clasificación legal o que realizan acciones que transgreden la ley—, se convierten en monstruos. Lo mismo ocurre cuando las leyes divinas son desafiadas, como se constata en los bestiarios, en donde es la calidad moral de las criaturas, y no su apariencia, la que les otorga el carácter de monstruos.

Se podría decir entonces que un monstruo es todo aquello que, además de desafiar las leyes naturales, permanece fuera del marco legal y moral. Por lo tanto, el monstruo es, antes que nada, una construcción social de la marginalidad. La parte que queda fuera del molde y, por ende, las leyes no alcanzan a tocar. La monstruosidad es temible para el sistema porque es, de algún modo, una forma de la anarquía.

Mi hijo continúa creciendo en su pecera de sangre. Mide 27 centímetros y ya puedo percibir todos
sus movimientos. No creo que exista nada parecido a la sensación de que otro ser vivo se estire
dentro de ti, pero al principio me recordaba a la
cosquilla de cuando de niña atrapaba chapulines en
el hueco de mis manos. Un par de meses después,
la imagen que más se apega a la realidad es que mi
vientre se siente como una funda de almohada a la
que le hubieran echado adentro un gato. Me he
convertido por completo en un capullo, no hay
espacio en mí ni para mis propios pulmones. Mi
cuerpo entero es una pupa a punto de eclosionar.

Hace varias semanas que, por ejemplo, no alcanzo a verme ni siquiera las rodillas. Mire hacia donde mire me tropiezo con la curva de mi preñez que entorpece mis pasos como si llevara cargando una olla enorme y temiera derramar su contenido. Ya casi no conservo nada de mi forma anterior, mis ojos están todo el tiempo húmedos y hundidos de cansancio, el pelo antes abundante e hirsuto se me escurre apenas hasta los pechos que cuelgan pesados y rezumantes. Mi piel se estrella como un cristal formando grietas que parecen finísimos riachuelos blancos. Todo en mí es agua que se desborda.

Me miro al espejo intentando hallarme detrás de la mamífera que está a punto de dividirse en dos. Ahí están mis manos, mi boca y mis clavículas, lo único de mí que prevaleció a la metamorfosis. Pero ya no las siento mías, pertenecen a otro cuerpo que ha sido borrado.

Soy el centro de una atrocidad
¿Qué sufrimientos, qué tristezas
habré de parir y amar?
SYLVIA PLATH

No estoy diciendo que vaya a gustarte el mundo, hijo. Al contrario, precisamente porque creo que es probable que no te guste, es que quiero hablarte de los milagros. Ahí dormido donde te encuentras, no percibes otra cosa que el arrullo de mis pasos, que, sin saberlo, haces cada día más pesados. No imaginas nada de las cosas de afuera. Distingues mi voz cuando te canto pero no has abierto ni una sola vez los ojos, las grutas de tus pulmones no conocen el aire ni tus pies han sido tocados por la tierra. Vives en un estado anfibio y feliz. Por eso me preocupo, porque en poco tiempo vas a llegar a este otro lugar donde te espero. Vas a herir la carne y a ser herido por la luz. Y escucharás con terror por primera vez tu propio llanto.

Venido del agua y arrojado a una tela áspera, co-
nocerás muchos rostros antes que el tuyo. Envuelto y
manipulado como un paquete de carne en el rastro,
agredido por el olor de la sangre arriba de una báscu-
la helada, con un número antes que un nombre, te
van a arrebatar de mi entraña. Y ese ultraje será tam-
bién el primer milagro que presencies. Pero habrá
otros, no por menos terribles menos asombrosos.

Por ejemplo, el milagro del pan. La piel del pan
resquebrajada alrededor de los dientes para abrir
paso a la masa blanda, esponjada de burbujas de
aire. El horno y las manos que lo transformaron, y las
manos otras que segaron el trigo y los campos solares
donde las espigas acariciaron el cielo y las semillas que
las contuvieron. Por ejemplo, el pan es un pequeño
milagro.

O las sábanas tendidas los días de viento. Lagunas
blancas y verticales, alborotadas por ninfas que corre-
tean entre sus ondas. Las sábanas como velas desple-
gadas de una embarcación fantasma en medio del
patio o cabellera larga y perfumada de muchacha.

Y también la lumbre que duerme en las hornillas
de la estufa, su hambre que despierta con una chispa.

La danza circular de sus lenguas azules y amarillas clamando en el lenguaje de la luz, que es más antiguo que el lenguaje de los pájaros. La voz del fuego crepitando bajo su prisión de metal, rumiando la nostalgia de su estado salvaje, cuando devoraba páramos y cerros con voracidad indómita. Espejo del sol en la tierra.

Por ejemplo, el hálito de las piedras. Animales primigenios de sueño impenetrable, cuyo aliento solo es posible percibir los días de lluvia. Cuando al sentir sobre su lomo la sombra de las nubes, abren la boca para recibir el agua y la tierra se inunda del olor de su saliva. La respiración de las piedras, memoria mineral de todo lo viviente, es un milagro.

O el espectáculo coloidal del polvo revelado por un rayo de luz, danzando su ingravidez en un descenso interminable. Lánguida y perpetua materialización del tiempo. También el testimonio del polvo, de su rebelión invisible contra las leyes de la física, de su resistencia a terminar de caer, minúsculo y permanentemente sublevado, cuya hazaña jamás será documentada por la Historia.

Y el vaguido la primera vez que tus piernas te sostengan y la capacidad de recordar tus sueños y las pequeñas coincidencias que hicieron este momento posible, también son discretas maravillas. Prodigios secretos que solo se te revelarán si prestas atención. Y aunque decidas que no te gusta el mundo, y yo no haga nada para convencerte de que te guste, quizá, si tú me dejas, pueda enseñarte algunos de sus milagros.

Parte dos:
Miracula et mirabilia

Ningún hombre tiene parte en lo sagrado a menos que
crea que todo lo que ocurre es un milagro.

NAHMÁNIDES

En la tradición hebrea, milagro se dice *nisim* (נֵס נִיסִים),
pero la palabra *nisim* es mucho más antigua que la
palabra milagro y, claro, los milagros hebreos son
mucho más antiguos que los cristianos y solo pueden ser obrados por Jehová, algunas veces a través de
sus profetas, y otras, sin necesidad de ellos. Para
algunos estudiosos sefardíes, el primer milagro de
Jehová fue la creación del mundo, que no solo se
trató de separar la tierra de los cielos, como enseña
la tradición cristiana, sino de crear, con la primera
palabra pronunciada, la dimensión del tiempo.

Una palabra dicha en voz alta es un conjuro,
pero también una unidad de medida: posee una
cadencia y una longitud que necesariamente im-
plican una duración. La irrupción de la palabra,

en el Génesis, revela la existencia del tiempo. El mundo no apareció convocado por el lenguaje, sino que se manifestó a través de él. La luz no se hizo al pronunciarla, pero se significó. Por eso, cada tanto, murmuro el nombre que llevará mi hijo, para irle haciendo un hueco de sentido en el mundo. Para ir trayendo, poco a poco, su significado.

Hay rabinos que consideran que el primer milagro
de Jehová es la concepción de Sara, esposa de Abraham, el primero de los patriarcas. Sara y Abraham
eran medios hermanos, hijos de Taré, pertenecien-
tes a la décima generación de descendientes de
Noé. Se casaron en Canaán, dispuestos a multipli-
car el pueblo de Dios, pero pronto se dieron cuenta
de que ella era estéril.

Sin embargo, Jehová había prometido a Abraham una gran descendencia que cubriría la Tierra
como la arena del desierto o las estrellas de los cielos.
Él confiaba, pero Sara estaba desesperada. Pasaban
los años y la promesa no se cumplía, así que Sara
entregó a Abraham a su esclava, Agar, para que pro-
creara con ella. Agar quedó embarazada inmediatamente y Sara la hizo parir sobre sus rodillas, como
señal de que el hijo era de ambas. Agar parió encima
de Sara, la sangre de Agar le bañó el pubis y el vientre. El hijo de Agar fue recibido a cuatro manos.

Pero el embarazo que Dios le había prometido a Sara seguía sin llegar y ella se acercaba cada día más a la ancianidad. Hasta que, ya sin esperanzas, se dio cuenta de que su vientre se iba volviendo un horizonte curvo ante sus ojos incrédulos. El descendiente del linaje de Noé nacería y, por supuesto, sería un varón, porque Jehová no obra milagros incompletos.

Mi hijo, a quien estoy a punto de conocer, también será varón. Tendrá un nombre de varón, ¿caminará por el mundo con pie de varón? No estoy segura de si voy a engendrar un hombre o el mundo me va a arrebatar a mi bebé para convertirlo en uno, tal como Sara le arrebató a su hijo a Agar. ¿Encima de qué rodillas voy a parir a este niño?

Dice el poeta Jibrán que los hijos no vienen de ti, sino a través de ti, y, por lo tanto, no te pertenecen. Como si mi cuerpo fuera solo un vehículo, una vasija o una cáscara que se rompe y queda hueca. Como si el calcio de mis huesos y la energía de todas mis células no se estuvieran drenando desde hace meses. El hijo no me atraviesa, me erosiona. No viene a través de mí, sino a expensas de mí.

Yo no quiero que nazcas y seas hombre, quiero que antes aprendas a ser una persona. No quiero haber puesto mi carne y mi sangre para parirle soldados a nadie, ni a un Estado ni a una revolución. ¿Cómo voy a enseñarte la ternura en medio de tanta muerte? Vamos a nacer juntos, hijo, vamos a parirnos el uno al otro y vamos a ser recién nacidos juntos. Ese va a ser nuestro milagro.

Antes del milagro de Sara, Dios ya había destruido el mundo entero con un diluvio y arrasado con fuego las ciudades de Sodoma y Gomorra. Aún no había abierto el mar para liberar a su pueblo, brotado un manantial de una piedra del desierto o hecho llover comida durante cuarenta años. En el Génesis, Jehová usó su poder primero para la venganza. Sus primeras manifestaciones en la Tierra fueron para propinar castigos antes que misericordia. Pensándolo así, me parece tramposo que, si Dios mismo provocó el diluvio, llamemos milagro al arcoíris.

Cuando tenía seis años, mi papá me contó la historia de Jonás. Dios le había encomendado ir a predicar a Mesopotamia y convencer a los asirios de convertirse a Jehová. Pero Jonás, tratando de escapar al mandato divino, embarcó hacia Marruecos. A medio viaje, se desató una gran tormenta que amenazaba con hundir su barco. Jonás sabía que él sería el responsable del naufragio porque sus acciones habían desatado la ira de Dios, así que se entregó a la tripulación, quienes decidieron lanzarlo al mar para calmar la tormenta. Pero Jonás no murió ahogado, una ballena lo devoró vivo y lo transportó en su interior hasta vomitarlo en las costas de Asiria, a donde Dios lo había enviado en primer lugar.

Tres días pasó Jonás caminando en el estómago laberíntico de la ballena como un desventurado minotauro. "Arrepentido por su desobediencia, se puso a rezar desde el interior de la ballena", dijo papá, mientras yo me preguntaba a qué olería ese sitio y con cuánta devoción se tendrá que rezar para hacer que Dios te mire y se apiade de ti aunque estés hincado en una tripa apestosa a grasa de pescado. "Entonces ocurrió el milagro", continuó papá, porque Jonás fue depositado vivo en la playa y ahora tenía una nueva oportunidad de vivir para actuar correctamente y no volver a enfadar a Dios.

Luego de terminar su historia, papá me arropó, apagó la luz de mi cuarto y cerró la puerta. Yo me quedé en la oscuridad pensando en lo terrible de que me hubieran prometido la historia de un milagro y me hubieran contado la de un brutal castigo a la desobediencia.

No me sorprende que, actualmente, para muchas personas los hijos signifiquen la consecuencia punitiva de una acción irresponsable, pero, al mismo tiempo, se sientan obligadas a recibirlos como una dádiva divina. La maternidad se construye socialmente como un sacrificio, en primer lugar del propio cuerpo; pero debe asumirse, e incluso representarse ante los otros, como la mayor de las bendiciones. Castigo y milagro en la tradición judeocristiana no son dos conceptos tan alejados.

En la Grecia antigua no eran comunes los milagros. Los dioses no habían sido los responsables de la creación del mundo y, aunque algunas veces concedían favores, tampoco era propiamente su papel acudir en auxilio de los mortales, a menos que ellos mismos pudieran obtener algún beneficio.

Además, los griegos no necesitaban que las leyes de la naturaleza se trastocaran ante sus ojos para sentir gratitud o creer en la existencia de los dioses. Todo cuanto ocurría estaba atravesado en mayor o menor medida por la esencia divina. Los milagros no eran necesarios porque lo más común era que los dioses participaran de todos los aspectos de la vida de las personas. Creer en los dioses significaba creer en sus constantes manifestaciones. La intervención divina era ordinaria y, al mismo tiempo, la cotidianidad era prodigiosa. No hacían falta más maravillas que las que se vivían a diario.

El dios Asclepio, asociado a la medicina y la curación, fue quizá el más parecido a un santo milagroso moderno. Algunos historiadores, como Jakub Pawlikowski, aseguran que las primeras peregrinaciones religiosas de la historia se realizaron hacia sus múltiples templos: más de trescientos a lo largo de todo el Peloponeso. En ellas viajaban cientos de hombres, mujeres y niños que esperaban recuperar la vista, curarse de lepra o volver a caminar al llegar al recinto sagrado.

Según Homero, Zeus asesinó a Asclepio por rescatar almas del Hades para traerlas de vuelta al mundo de los vivos y recibir ofrendas a cambio. Aunque también pudo tratarse de algún tipo de venganza de Zeus, pues los hijos de Asclepio, Macaón y Podalirio, fueron pretendientes de su hija Helena. Hay que decirlo: la mitología griega es, a veces, una versión helénica de la revista *Caras*.

En el consultorio del ginecólogo hay una mesa de centro con un altero de revistas *Caras*. Durante estos nueve meses las he leído casi todas. Los nacimientos, para las personas que ahí aparecen, también son eventos sociales. Se comenta la ropa que eligen las mujeres para "sacar al bebé del hospital" y su capacidad para volver a su talla a los pocos días. Me imagino que todos los partos de las mujeres ricas son algodonados y dulces. Que el maquillaje ni siquiera se corre un poco mientras pujan y que, de hecho, pueden parir mientras sonríen para una sesión de fotos.

Pero yo tengo miedo. La cabeza de mi hijo está encajada en el hueso de mi pubis y ya me vienen una o dos contracciones cada día. Por las noches, lo siento empujarse contra mí como un topo ciego y acorralado. A veces le canto. A veces le pido en voz baja que no me lastime. Siento su desesperación contra mis tripas, un pequeño Jonás al interior de la ballena. ¿De qué destino huiste, mi niño? O, más bien, ¿de qué destino no pudiste huir? Sé que puedes oírme bajo el agua, en tu sueño de anémona.

Latyr, según la mitología eslava, es la piedra mágica de donde salieron todos los ríos de la Tierra.

Blanca, enorme y redonda, había permanecido inmóvil desde el inicio de los tiempos. Nadie sabe cómo fue que rodó un día dejando escapar toda el agua del mundo que, para los eslavos, se convirtió en la sangre de los bosques. El agua que brotó debajo de la roca hacía milagros porque era capaz de traer vida.

Junto con los ríos, también escaparon las rosalki, ninfas acuáticas que cuidaban los cauces, pozos y manantiales y cuya labor era mantener el agua fresca y potable con sus canciones, que hasta el día de hoy se confunden con los gorgoteos de los riachuelos.

Cuando las rosalki se aburrían y dejaban de cantar, los ríos y las lagunas se secaban y con ellos las cosechas y la vida.

Se cree que las personas comenzaron a imitarlas para mantener el agua fluyendo. Así fue como comenzaron a realizarse pequeñas ceremonias a las orillas de los ríos y lagos. En ellas, hombres y mujeres cantaban durante varias horas para entretener y acompañar a las rosalki.

La voz existió primero como tributo y luego como llamado. El habla muy probablemente no sea sino una consecuencia secundaria del canto.

Antes de las palabras ya se sabía que para que los hijos se lograran en el vientre, igual que a las rosalki, había que cantarles. La voz era el sacrificio que hacía posible el milagro.

Quizá por eso el oído es nuestro único sentido prenatal y subacuático. Aún sin poder distinguir mi aroma, probar el sabor de mis pezones o conocer mi rostro, mi hijo es capaz de escuchar mi voz a través del agua amniótica.

Germina en una gruta acuática poblada de ecos de melodías y también de compases: los pasos, el pulso, la respiración…

¿Escucha las ondas sonoras o las siente? ¿Hay acaso alguna diferencia? Dentro de mi vientre, sus conductos auditivos, al igual que los respiratorios, están obstruidos, llenos de líquido, lo que convierte todos los sonidos que percibe del mundo en ecos del agua.

Antes de tener voz ya hemos aprendido y quizá olvidado las canciones; antes de respirar por primera vez, ya nos hemos ahogado. ¿No es eso también un milagro?

En la mayoría de los casos actuales, los milagros son evidentes para quienes los experimentan de manera individual, pero suelen tener explicaciones lógicas para todos los demás alrededor. Los milagros colectivos o con testigos son mucho menos comunes que antes.

Hace ya bastantes siglos que no vemos a alguien caminar sobre las aguas, pero todos tenemos un familiar o conocido que jura haber recibido un milagro: una mejora en la salud, un accidente mortal esquivado, incluso un empleo, un esposo o un embarazo… ¿Quiénes somos nosotros para juzgar la mirada ajena? ¿Cómo sabemos que ellos no vieron algo que nosotros no fuimos capaces de atisbar?

Cuando Pitágoras llegó a Crotona, después de haber viajado por Egipto y Asia, ya no comía carne y se rehusaba a llevar ropa o calzado que estuviera hecho con pieles de animales; además, había adquirido la costumbre de hacer abluciones al amanecer y al atardecer. Muchos aseguraban que, durante su viaje, también había aprendido las artes de la nigromancia y la aruspicina de los sacerdotes del templo de Karnak. La gente le imputaba la capacidad de predecir terremotos y tormentas, hacer crecer las cosechas, erradicar las plagas, sanar enfermos y muchos otros prodigios.

Pitágoras dedicaba su vida al estudio de las matemáticas, la astronomía y la música y se llamaba a sí mismo filósofo. Pero los relatos de la antigüedad le atribuyen diversos milagros, como sanar enfermos o comunicarse con los animales; además de poseer el don de la ubicuidad y la capacidad de recordar todas las encarnaciones de sus vidas pasadas, al grado de identificarlo con la representación de un dios: Apolo Hiperbóreo.

Sin embargo, Pitágoras siempre negó tener poder alguno sobre la naturaleza o haber sido instruido en adivinación o magia. "Lo único que hago es observar con atención", solía responder cuando se le intentaba atribuir algún carácter divino o sobrenatural al hecho de que pudiera anticiparse a los fenómenos naturales, comprendiera la ruta de los astros o conociera secretos herbolarios para curar heridas y enfermedades. "Mi único talento es la contemplación", les repetía a sus discípulos cuando lo acribillaban con preguntas sobre sus supuestos dones.

Pitágoras sabía que los milagros se tratan, sencillamente, de haber aprendido a mirar.

El vocablo milagro proviene del latín *miraculum*, compuesto por *mirari* (admirar o asombrarse, verbos directamente relacionados con la mirada) y *colum* (herramienta o instrumento). Entonces, un milagro, más que un evento extraordinario, es el medio que nos permite dar cuenta de él: la intersección fugaz entre una mirada y un acontecimiento maravilloso. Los milagros no son, ocurren, y ocurren siempre para ser atestiguados, pero solo los ojos atentos son susceptibles a reconocerlos.

Miraculum nació siendo una voz secular que se hallaba presente al mismo tiempo en el latín culto y en latín el vulgar para referirse a todo tipo de prodigios o eventos extraordinarios, sin implicar necesariamente que hubiesen sido producto de la intervención divina o que representaban un desafío a las leyes naturales. Además, muchos de los milagros en esa época ocurrían sin propósito alguno: una mujer que puede meter la mano al fuego sin sufrir quemaduras; una cabra que, de pronto, levita unos centímetros y luego vuelve al piso; una piedra que parece sangrar, una flor que no se marchita con el paso de los años.

Fue la unificación del cristianismo, en la institución de la Iglesia católica, lo que hizo surgir la necesidad de clasificar y, por supuesto, verificar los milagros. Para el siglo IV, se estableció que un milagro es una intervención divina con un propósito específico y que trastoca las leyes naturales. Un milagro, según estos nuevos criterios, puede ser sobrenatural, extranatural o contranatural.

Por ejemplo, abrir en dos el mar Muerto, hacer llover comida en el desierto, convertir una vara en una serpiente o levitar son milagros sobrenaturales porque están por encima de las leyes naturales; curar una enfermedad o hacer crecer un árbol en una sola noche se clasificarían como milagros extranaturales, son cosas que sí pueden ocurrir en la naturaleza, pero no de la misma manera o en la misma cantidad de tiempo; por último, un milagro contranatural podría ser la resurrección o cualquier otra cosa que vaya en contra de las leyes de la naturaleza.

Por eso no puedo dejar de pensar en la enorme contradicción que implica decir que debo confiar en que mi cuerpo sabrá parir porque es algo absolutamente natural, pero, al mismo tiempo, asegurar que los partos son un milagro. Si es natural no es un milagro, y si es un milagro, no es natural. La cosa es que no tengo ganas de salir con aclaraciones teológicas a la instructora de yoga prenatal, que sigue hablando de la sabiduría de la naturaleza y del milagro del alumbramiento.

La primera parturienta que vi fue mi madre. Llevaba una bata color durazno con una flor en el hombro. Iba bajando la escalera de la casa y de pronto se detuvo como si la hubiera atravesado una flecha. El agua caliente resbaló de sus piernas por los escalones y yo, que la miraba desde la sala, creí que se había orinado. La madre transformada de repente en un ser indefenso, sin control siquiera de su propio cuerpo, es una escena que presenciaremos tarde o temprano. Pero yo, a mis cuatro años, aún no estaba lista y comencé a llorar.

Ella se sostuvo del barandal e intentó sonreír esperando que me tranquilizara, pero el dolor se le asomaba detrás de la mueca. Comenzó a caminar hacia mí mientras me llamaba con las manos. Me quedé parada vacilando entre echarme a sus brazos o correr lejos de ella. Me asustaba su respiración, su boca torcida y sus pasos torpes. Hacía mucho calor y ambas estábamos empapadas de sudor.

No recuerdo qué pasó después, pero sé, porque me lo han contado, que esa noche dormí en casa de la vecina. A la mañana siguiente mi papá fue a recogerme y me dijo: "Tu hermana es la primera de la familia que nace en esta tierra, ahora esta es nuestra casa". Mi padre también fundó su estirpe en el desierto.

El desierto de Chihuahua es como una playa blanca y árida que extiende su orilla infinitamente. Una promesa del mar que no se cumple. A veces, durante las horas más brillantes del día, parece que el horizonte se quiebra en ondas cristalinas que escurren por el paisaje. Nosotros le llamamos espejismo, pero los rarámuris saben que es el fantasma del agua.

En 1993 no llovió y a mitad del año hubo una epidemia de cólera. El plomo aún no era una de nuestras preocupaciones sanitarias y mi madre comenzó a hervir incluso el agua de garrafón en una gran olla de peltre. De ese verano recuerdo el salitre al fondo de los vasos, los comerciales sobre cocer bien los alimentos, los baños de cubeta cuando cortaban el agua para racionarla, el olor a durazno podrido que inundaba la ciudad porque la fábrica de conservas tuvo que parar su producción a causa de la sequía y la misa que le mandaron hacer a Santa Rita para que lloviera.

Una madrugada de otoño mi mamá entró en el cuarto, se sentó al borde de la cama que compartía con mi hermana menor y me tocó el hombro. Reconocí su perfume antes de abrir los ojos y supuse que era hora de ir a la escuela. Estaba a punto de empezar a actuar la parte que me correspondía en el ritual diario de levantarme y renegar, pero mi mamá me interrumpió el quejido: "Shhh, aún es de noche, está lloviendo, ven a ver".

Mi papá ya estaba en el patio con la cara echada hacia atrás: las gotas pintaban puntitos azul marino en su pijama azul cielo. La lluvia estaba tibia y se podía oler la respiración de la tierra. Me paré junto a él alzando igual la cabeza. Mi mamá se quedó un rato en la puerta mirándonos y al final se nos unió. Los relámpagos nos iluminaban la sonrisa.

Estábamos los tres en el patio, como antes de que nacieran mis hermanas. Mi mamá no había querido despertarlas porque apenas comenzaban a dormir toda la noche. Ese fue el primer privilegio de primogénita que se me concedió: salir a presenciar un milagro, que era al mismo tiempo algo tan natural como la lluvia.

Quizá ocurre lo mismo con los partos.

San Agustín fue el primer filósofo en tomar el milagro como objeto de estudio. Para él, un milagro era un evento inusual e inesperado que superaba la comprensión y las expectativas de aquel que lo contemplaba. Esto significa que, para San Agustín, los milagros no desafían o sobrepasan a la naturaleza, únicamente nuestra concepción de la naturaleza, que es, evidentemente, muy limitada.

Es decir, la sorpresa, incluso el éxtasis, que ocasionan los milagros no se debe a que sean eventos prodigiosos o extraordinarios, sino a nuestra ignorancia de las condiciones que hicieron esos eventos posibles. Para San Agustín no es más milagrosa la resurrección que el nacimiento, solamente que sabemos cómo ocurren los nacimientos y desconocemos todo acerca de las resurrecciones.

Esto no significa que desestime el poder de Dios de obrar milagros. Por el contrario, sostiene que cada acontecimiento de la naturaleza —el amanecer, el mar o los árboles— también son milagros divinos. En su carta al presbítero Deogracias, escribe:

Para la omnipotencia de Dios y para su inefable voluntad es igualmente fácil resucitar los cadáveres recientes y los ya disueltos por el tiempo. Increíbles son estas cosas para algunos, porque no las han experimentado. Pero toda la naturaleza está llena de milagros, que no causan maravilla por la costumbre de verlos, aunque resistan a la investigación de la razón; por eso no parecen dignos de estudio ni de contemplación. Yo, y conmigo todos los que pretenden entender todas las cosas invisibles de Dios valiéndose de las cosas visibles que creó, no admiramos menos el que se hallen ya diseñadas en un mínimo grano de simiente todas aquellas partes que alabamos en el árbol. Quizá admiramos más eso que el que el seno inmenso de este mundo devuelva para la futura resurrección, íntegros todos los elementos que tomó de los cuerpos cuando estos se disolvían en la tierra.

Existe un hueso en la espina dorsal, a la altura de los hombros, que los hebreos llaman hueso luz. Según el libro del Zohar, es indestructible y, luego de la muerte, cuando todo su cuerpo se descomponga, el hueso luz permanecerá en la tierra intacto hasta la llegada del Mesías. A partir de esa pequeña reliquia ósea les será posible volver a encarnar sus cuerpos materiales para resucitar. Cuando un niño ya patea dentro del vientre, significa que su hueso luz ya está formado y, aunque muriera antes de nacer, también resucitaría.

El hueso luz de mi hijo se habrá formado hace tres meses. Desde entonces brinca cada vez que alguien se me acerca, agita los brazos y las piernas como si quisiera saludarle.

Dice la Biblia que cuando María y su prima Isabel, madre de Juan el Bautista, se encontraron estando ambas embarazadas, los niños brincaron dentro de sus vientres en señal de júbilo y reconocimiento. Isabel era una mujer mayor y además estéril, pero había concebido por obra divina, igual que María, quien era apenas una muchacha. No sé por qué siempre me ha parecido un pasaje bíblico hermoso, en contraste con las historias de profetas siempre hombres que se cubren de gloria en medio de disputas políticas y territoriales. Las mujeres les paren hijos, les sirven, les lavan los pies ovilladas en el piso y su mayor virtud consiste en ser obedientes o seductoras.

Pero cuando María visita a su prima no pasa nada de eso, se trata de una escena enteramente doméstica y no épica como el resto de las Escrituras. Dos mujeres encintas conversando sobre su embarazo e intercambiando bendiciones y parabienes. En ese momento, Isabel no entendía por qué Dios había hecho que concibiera casi al final de su vida, pero había aceptado al niño que se le enviaba como un milagro no solicitado, cuyo motivo comprendería después, porque no existe milagro sin propósito.

Santo Tomás de Aquino aseguró que los milagros siempre tienen como propósito una revelación. Algunas veces se trata de una revelación del poder de Dios: por ejemplo, cuando Jesús convierte el agua en vino en las bodas de Canaán. Su propósito no era precisamente que la bebida alcanzara para todos los asistentes, sino demostrar que él era el Mesías. Se trató de una revelación de su poder. Otros milagros no revelan el poder sino la voluntad de Dios, como el embarazo de Isabel o de la misma María, en los que se revela un propósito divino que era hasta ese momento desconocido. Un milagro es un acontecimiento místico porque siempre oculta una verdad que es revelada solo para unos cuantos. Y algunas veces, solo para la persona que lo experimenta. Ahí es donde entra la fe. Sin fe, el milagro puede ocurrir, pero no será reconocido y su verdad no será revelada.

Yo no sé cómo se siente la fe. Pero tengo con-
fianza, quizá no en el milagro sino en que algo,
una verdad, me será revelada al dar a luz. Voy a
asimilar algo de mi estirpe que aún no entiendo.
Voy a volverme, de un momento a otro, colega de
mi abuela y de mi madre.

En dado caso, un parto puede ser un milagro en el sentido de que es siempre una revelación, dar a luz es en realidad *traer* a la luz. Esperar la luna exacta para romper el sello que guardaste durante tanto tiempo. Un rito mistérico para revelar algo que estaba en penumbras, oculto. Una iniciación a la vida.

Y es también una revelación en el sentido fotográfico: hacer aparecer por medio de la luz. Ver por primera vez el rostro que solo habías podido imaginar entre las sombras de un cuarto oscuro.

Pero este cuarto es blanco, con enormes barras de luz artificial recorriendo el techo. Se ha formado un círculo de personas a mi alrededor, todas vestidas para la ocasión. Yo soy la única que permanece en el centro, inmóvil. Hay una danza incomprensible pero exacta que me orbita y no puedo evitar sentirme como un animal a punto de ser sacrificado.

El parto, frente a estas contracciones que me parten en dos la espalda, se ve también como una liberación. Un trance tras el cual mi cuerpo transformado me será devuelto.

Inhalo. Mi cuerpo se tensa entero como un arco a punto de disparar una flecha. La voz que sale de mi garganta viene de la primera mujer de mi linaje, en mi grito están conmigo todas mis abuelas. Me voy abriendo como si me reventaran las costuras.

Es un ritual y yo estoy en el centro.

Pero no soy la mujer que será sacrificada.

Soy el lugar sagrado

donde ocurrirá el prodigio.

Esta es mi revelación.

Exhalo.

Un sincretismo de la sensibilidad impide que las
palabras cristalicen en sólidos perfectos. En el
sentido central del sustantivo se aglomeran
adjetivos insólitos. Un ambiente nuevo permite
a la palabra entrar, no solo en los pensamientos,
sino también en los ensueños. El lenguaje sueña.

GASTON BACHELARD

*Cuántas veces voy a contarte que, la noche de tu na-
cimiento, caía una lluvia tan liviana y grácil que
antes de entrar al hospital, me quedé parada un rato
en la banqueta para sentir cómo, en lugar de agua, me
acariciaban cientos de diminutas plumas. Y cuántas
veces vas a pedirme que te hable de nuevo del susto
que me dieron tus ojos la primera vez que los abriste.
Enormes y serenos como dos fosas de agua mansa que
tus párpados me revelaron bajo tu frente. Me perturbó
la falta de curiosidad en ellos, como si el mundo al
que acababan de llegar les diera poco menos que lo*

mismo, concentrados absolutamente en mí con una atención imposible para un ser tan pequeño. Recuerdo haber pensado que parecías un anciano. Comprendí en ese momento que no intentabas reconocerme, que tu primera mirada era, sin duda, de compasión.

No voy a platicarte del dolor de aquella noche, ni de la aguja larga y gruesa que me atravesaba la espalda. Y tampoco voy a hablarte del miedo que aún me da no poder cuidarte, no ser suficiente para ti. Ya habrá tiempo para que aprendas esas cosas, quizá las has aprendido ya sin poder nombrarlas, como en los días en que para pedirme algo tenías que señalarlo. Entonces yo tomaba el objeto que había llamado tu atención y repetía frente a tu sonrisa complacida: lápiz, moneda, cuchara, peine… Así habré de enseñarte algún día a nombrar el dolor, la ausencia, cuando con tu dedo apuntando hacia tu pecho me digas "aquí lastima", igual que haces cada vez que empiezan a apretarte los zapatos.

No solo te di mi calcio y mi sangre para construir tu cuerpo, también he de darte las palabras que te faltan para construir tu mundo, aunque con ellas te arrebate ese otro lenguaje solo tuyo, hecho de sensaciones e intuiciones. Como cuando en el parque llamabas pájaros a las aves que veías al vuelo y pollos a las que veías en la tierra. Hasta la tarde en que te dije que, estuvieran volando o no, se llamaban igualmente pájaros. Y tú, avergonzado, descartaste tu lógica para adoptar la mía.

Sé que tenías tus propios signos para comunicarte conmigo aunque no pudieras nombrarlos: la leche derramada por las comisuras de tus labios que significaba que ya no querías seguir comiendo, tus puños apretados alrededor de mis dedos para que yo supiera que te ponía nervioso la bañera, el gorgoteo con el que me saludabas en las mañanas cuando amanecías de buen humor, los chillidos bajitos y guturales que me avisaban que estabas a punto de enfermarte. Todos perdidos bajo los signos nuevos y corrientes que te fui imponiendo, alimentándote con ellos cada día hasta que los creíste tuyos.

Imposible imaginar cuántos destellos, fulgores, chispas y resplandores distintos habrán visto tus ojos antes de que yo te enseñara a llamarlos a todos igualmente luz. Cuántas formas de la lluvia distinguías antes de que yo te dijera que el agua cayendo del cielo se llama siempre de la misma forma, cuántas sonrisas distintas, cuántas formas de entender la oscuridad. Me consuela saber que tengo que enseñarte a creer en las palabras para poder enseñarte, después, a desconfiar de ellas.

Parte tres:
Thauma

La curiosidad es insubordinación en su forma más pura.

VLADIMIR NABOKOV

Para todo esto nos faltan los nombres.

EDMUND HUSSERL

En el *Teeteto*, Platón narra que uno de los Siete Sabios de Grecia no podía pensar sentado y, para aclarar su mente y darle orden a sus pensamientos, tenía que deambular, algunas veces tan absorto, que, por ejemplo, una noche, por ir mirando las estrellas, se cayó a un pozo. Ese sabio distraído sería conocido poco después como el primer filósofo de Occidente.

Es quizá a causa de las páginas que Aristóteles le dedica en su *Metafísica*, que Tales de Mileto, de quien no sobreviven escritos, es considerado por pensadores griegos como el primero de los filósofos. A pesar de que, tanto Plinio como Plutarco, a través de quienes más lo conocemos, lo describen más bien como una especie de protocientífico/ingeniero, ocupado mayoritariamente en cuestiones geométricas y arquitectónicas. Por ejemplo, en *Septem sapientium convivium*, Plutarco narra que, durante un viaje por Egipto, el sabio encontró la forma de medir la altura de la pirámide de Keops utilizando su propia sombra.

Tales aguardó de pie junto al monumento hasta que su sombra, proyectada por el sol, midiera exactamente lo mismo que él, entonces, en ese instante, hizo medir la sombra de la pirámide, que, asumiendo que los rayos del sol fueran perpendiculares, tendría que medir lo mismo que ella.

Me gusta imaginar a ese hombre inquieto e inusualmente alto para los estándares egipcios (los hombres en Egipto apenas alcanzaban los 155 centímetros de estatura) parado durante horas observando su propia sombra, estableciendo de manera empírica un principio geométrico que tendría que esperar siglos para poder traducirse a lenguaje matemático.

Me gusta sobre todo imaginar ese momento anterior en el que se percató de que poseía una sombra y de que esta variaba de tamaño según la posición del sol. Ese asombro de la propia sombra que experimentamos alguna vez todos los seres humanos, Tales lo convirtió en una herramienta y, por lo tanto, en un tipo de asombro distinto, un asombro productivo, el que origina preguntas y a veces también sus respuestas: el *thauma*.

Hasta ahora no estoy segura de cómo se siente ser madre. Estoy demasiado cansada y ocupada como para poner tanta atención a mis propias emociones. Tengo la certeza de que protegería a mi hijo con mi vida, pero esa oleada de amor y endorfinas que otras madres me han descrito no ha llegado aún. Su presencia hasta ahora no me hace feliz, me duele de una forma que no logro comprender. Y necesito decirlo, necesito hablar de que tampoco estoy viviendo esta falta de entusiasmo maternal con culpa. Al final de cuentas, apenas nos estamos conociendo.

Intento leer mucho sobre todo lo que tiene que ver con el bebé y sus procesos, prácticamente ahora es un feto que debido a su tamaño fue expulsado antes de terminar de madurar y así lo vivimos ambos. No sabe quedarse dormido cuando se cansa, ni expulsar el aire solo, se asusta con sus propios estornudos y hasta con sus propias manos. Vive en un estado permanente de asombro frente a todo lo que le rodea y yo todo el tiempo estoy segura de que me estoy perdiendo de algo importante. Ser madre quizá se siente como tener siempre una olla de leche hirviendo en la estufa.

"El asombro es una estupefacción dolorosa" escribió Schopenhauer.

Mi hijo se esfuerza por mantener la mirada fija en mi rostro y, de pronto, sin que él logre comprender cómo, este se desvanece detrás de mis manos para reaparecer a los pocos segundos. Cada vez que esto ocurre él se sorprende, ríe y patea como si se tratara de un prodigio fantástico. Yo también estoy sorprendida porque el juego no se agota y puedo pasar toda la mañana usando mis palmas para desaparecer y siempre seré recibida de nuevo con una expresión de júbilo. Las madres somos, durante un breve tiempo, las dueñas absolutas de la magia.

Me ha dicho el pediatra que debo convertir el acto mágico en un ritual matutino para que el cerebro de mi crío vaya comprendiendo algo que él llama permanencia del objeto. En pocas palabras, al esconderme tras mis propias manos, enseño a mi hijo que puedo seguir existiendo incluso cuando él no me está mirando. Entiendo que eso es algo importante para su desarrollo neurológico, pero no puedo ocultar lo mucho que me complace la idea de que, de algún modo, lo primero que le estoy enseñando a este prospecto de persona es que mi existencia no está determinada por su mirada. A través de su sorpresa, me estoy construyendo como un individuo independiente de él.

Sócrates llamaba a su método mayéutica y lo comparaba constantemente con el oficio de su madre, quien era partera. Él no ayudaba a nacer a seres humanos, pero sí construía ideas en el diálogo que después hacía brotar por medio de cuestionamientos, y, por eso, consideraba el parto como una metáfora atinada para sus ejercicios filosóficos. Platón solía decir que el *thauma* de traer una nueva vida a través del cuerpo era similar al de ver surgir una nueva idea a través de una pregunta. Creo que ninguna mujer que haya parido alguna vez se atrevería a hacer una comparación como esta. La filosofía se ha interesado demasiado poco por el ejercicio de la maternidad, pero parece que no conoce más metáforas para la producción de pensamiento que las relacionadas con parir.

¿Qué ocurrió en la mente de Arquímedes al encontrarse frente a un objeto que flota? ¿Cómo llamó Teofrasto a la sensación de llevarse por primera vez una hoja de albahaca fresca a la nariz? ¿Qué necesidad inaplazable le hizo escribir un tratado sobre los aromas de las plantas aun sabiendo que su maestro (Platón) no lo aprobaba? ¿No es ese asombro, surgido precisamente de encontrarse frente a un paraje oscuro del conocimiento, exactamente lo contrario de "dar a luz"?

El bebé sabe encontrar mis pezones en la oscuridad del cuarto. Estamos uno junto al otro sobre la cama y sé que no tengo que moverme mucho porque su olfato lo llevará a donde necesita. Apenas me acomodo la teta entre sueños para que mame más cómodamente cuando la halle. Boquea para percibir mi olor agrio también con la lengua y se deja guiar por él hasta que empieza a succionar. Y nada de lo que escribió Teofrasto sobre el olfato y los aromas ha sido necesario para que esto ocurra.

Antes del más primitivo sistema sígnico, ya existe entre los seres vivos un complejo sistema de comunicación a través de los olores. En estricto sentido, habría que decir que la evolución, ya no digamos el pensamiento, jamás habría ocurrido sin el olfato. La filogenia ha demostrado que los hemisferios del cerebro de los mamíferos se desarrollaron a partir de los pétalos del tallo olfativo de los insectos. Sin olfato, el cerebro como tal ni siquiera existiría. Pero la mayoría de los filósofos, incluso los más hedonistas, se negaron a ocuparse del olfato, salvo Teofrasto, quien en sus esfuerzos por extraer el aroma de las plantas, ha sido considerado, antes que filósofo, el primer perfumista. Pero quizá no se trataba de perseguir los aromas para retenerlos, sino de atisbar los vastos páramos de sensaciones que aún no habían sido cercados por el logos.

No fue hasta la lucidez de Nietzsche en *El crepúsculo de los ídolos* cuando se reivindicó por primera vez la brutal importancia de este sentido: «Esa nariz por ejemplo, de la que ningún filósofo ha hablado todavía con veneración y gratitud, es hasta este momento el más delicado de los instrumentos que están a nuestra disposición: es capaz de registrar incluso diferencias mínimas de movimiento que ni siquiera el espectroscopio registra».

Por ahora, nuestro lenguaje es casi enteramente olfativo: leche, excreciones y sudor que se anuncian a través de los aromas. Pero cada día nuestra comunicación se va volviendo más sonora. Las palabras por sí mismas aún no tienen relevancia para él, pero reacciona a los tonos y a los ritmos. Le canto y mis canciones son su bienvenida a la lengua. Su padre lo coloca junto a él mientras toca la guitarra y le va marcando los ritmos con sonajas.

Una de las sonajas tiene forma de león y trae pegado un espejo en la panza. No estoy segura de que se reconozca a sí mismo cuando mira su reflejo, pero *se* sonríe. A mí sí me reconoce y el juego de aparecer y desaparecer ha empezado a surtir efecto. Ahora comprende que cuando salgo de la habitación no me desvanezco y ya no se inquieta. Me gusta pensarlo como una conquista de autonomía para ambos, que hace tan poco fuimos un solo monstruo bicéfalo. Al grado de que el día que por fin tiró el ombligo y lo tuve seco en mis manos, no dejaba de preguntarme si ese pedazo de tripa era parte de mi cuerpo o de su cuerpo.

¿Cuántas preguntas importantes habrán dejado pasar los filósofos a lo largo de la historia por no haber parido hijos? Platón, por ejemplo, explicaba el ombligo como el resultado de la separación de hombres y mujeres que vivían unidos por el vientre conformando un tercer sexo llamado andrógino. Apolo, por orden de Zeus, los dividió por la mitad y los cosió por el abdomen, esa sutura se convirtió en el ombligo. Desde entonces, el Amor busca volver a reunir a esos seres incompletos, marcados por la mitad con la señal de su carencia. Así, donde una madre ha querido ver autonomía, el hijo ha visto despojo.

A veces siento que mi hijo va a decir su primera palabra mientras está amarrado en su sillita y yo aprovecho para poder bañarme o que va a aprender a caminar mientras yo lo ignoro por revisar mis redes sociales. No quiero perderme ninguno de sus descubrimientos, pero absolutamente todo es un descubrimiento para él. Su vida por ahora es un seminario del asombro y todos en la casa somos sus discípulos involuntarios. En estos meses he aprendido que el asombro como práctica consiste en hacer el ejercicio consciente de mirarlo todo por primera vez, sin importar cuantas veces creas haberlo visto antes.

Esta práctica del asombro suena romántica, como si el mundo se reinventara. La realidad es que al intentar verlo todo como si fuera la primera vez, la casa entera, que durante tanto tiempo fue mi lugar seguro, ha devenido en una peligrosa trampa: el detergente y la lejía siempre han estado bajo el lavabo, no tenemos protecciones en los enchufes eléctricos ni barrotes en las ventanas, hay esquinas, macetas, tomas de gas, utensilios de cocina con filos y picos y dientes… El mundo se revela en su dimensión más amenazante y eso también es asombroso.

La demanda de atención no cesa ni un segundo, hay días en los que estoy tan agotada que me siento como un dispensador de alimento que actúa mecánicamente: alimento, limpio, cambio, arrullo, alimento, limpio, cambio… Así es difícil prestar atención, mirar con interés, registrar cualquier cosa. Entonces ocurre algo que me sacude, por ejemplo: el bebé sonríe cuando ve pasar al perro frente a él y lo llama con la manita como yo lo hago. Siente un deseo, que el perro se acerque a él, e intenta satisfacerlo con un lenguaje aprendido de mí. Me quedo pensando en esto toda la tarde.

El asombro paraliza. Corominas registra que la palabra proviene de un latín moderno a partir de la palabra *sombra*. Algunos filólogos consideraron que podría tener proximidad semántica con *aclarar* o *iluminar*, es decir, sacar de las sombras. Sin embargo, se trata de todo lo contrario. Asombrarse significó en un principio asustarse sorpresivamente. El rastreo de Corominas la ubica como una palabra proveniente de las caballerías, cuando un jinete era sorprendido por la sombra de su oponente. El asombro es un pasmo ante lo inesperado que no está exento de terror. Como cuando repentinamente se va la luz una madrugada lluviosa y el mundo conocido que rodea la casa se convierte de pronto en un lugar intimidante y temible. Para María Zambrano, esa oscuridad es el origen del pensamiento.

El pasmo es, pues, el estrato más profundo e íntimo del asombro. Y ante él, quien lo experimenta puede reaccionar aferrándose a lo que ya sabe para cancelar el pasmo y dejarlo reducido así a una simple impresión o aprensión; en los tiempos de hoy se diría a un estado nervioso o una fatiga —el "alibi" de tantas cosas—. Y entonces el pasmo asciende a asombro. La ascensión del pasmo hacia el asombro se verifica como toda humana ascensión, aceptando ese momento en que se es vencido y llevándolo aun al extremo. Eso sin duda hizo Tales de Mileto un día cuando, frente a algún fenómeno que le era muy conocido y familiar, vio que en realidad nada sabía. Aceptó la ignorancia, esa pobreza de espíritu en que quedamos frente a lo real.

María Zambrano, *Notas de un método*, p. 99

Algo en lo que sí se parecen la maternidad y la filosofía es que ambas se tratan de dudar. Para hacer filosofía hay que renunciar a todo lo que se sabe, igual que para criar. Siempre creí que tener un hijo suponía enseñarle todas las cosas del mundo, transmitirle el lenguaje y la cultura, imponer unos modales y una moral y poner a su disposición todo mi conocimiento. Pero tener un hijo se trata de renunciar a las certezas, morales, sociales y económicas —en mi caso, sobre todo a estas últimas—. Cuestionar primero cada decisión que se toma para luego abrazar la ignorancia como una fe.

Solo a partir de hacer las paces con mi ignorancia es que he podido, por ejemplo, superar la frustración del llanto repentino y sin motivo aparente de un recién nacido; resignarme a las fiebres que no cedían de madrugada cuando entró a la guardería; o aceptar que mis pezones, por más masajes y acomodos de la boca al mamar, nunca dejaron de doler aunque todo el mundo me dijo que eso no era normal. Después de abrazar la ignorancia hay que hallar estrategias para sobrellevarla. O más bien, inventarlas y a veces fallar. Es decir, tanto la crianza como la filosofía nos obligan a dejar de saber y comenzar a imaginar.

Por supuesto que muchas veces esa imaginación me juega en contra. Por más exhausta que me encuentre, siempre me queda un poco de energía para imaginar peligros, errores fatales que cometí durante el día sin darme cuenta y que me convierten en pésima madre, enfermedades desconocidas que podrían manifestarse en cualquier momento, accidentes para los que no estoy prevenida económicamente, omisiones, imprudencias, descuidos, contestaciones crueles o apáticas que se quedarán grabadas en la psique de mi hijo, arrepentimiento de mis ganas de escribir a solas en lugar de pintar con acuarelas con él.

Heidegger dice que la angustia es el resultado de enfrentarnos a la nada. En sus palabras: "lo que causa la angustia es algo inidentificable, indeterminado, desconocido, la angustia es angustia de nada, nos abre a la nada". Y por eso, cada minuto que he pasado sin dormir, pensando en la muerte de cuna, en las enfermedades, en los crímenes, los accidentes, los terremotos, las bacterias invisibles, las distracciones en la bañera, los médicos negligentes, la predisposición al cáncer de mi estirpe y el resto de cosas concretas y perfectamente documentadas e identificables que podrían dañar a mi hijo, sonrío convencida de que Heidegger jamás cuidó a un niño.

Qué privilegio de pronto la angustia sin objeto, qué lejano el ser para la nada cuando todo el cuerpo está comprometido en la tarea material y concreta del mantenimiento de la vida cotidiana.

No dejo de preguntarme qué cosas hubieran escrito los así llamados grandes pensadores de Occidente de haber tenido que preparar todos los días una papilla de calabaza que después limpiarán del piso y del babero. Quizá en el mito, Sísifo no subiría llevando una roca, sino la carga de la lavadora.

Hoy el bebé de once meses dijo "abua" y señaló el cielo. Entonces, estaba tratando de decir lluvia. Se lo conté a su padre que me miró extrañado, como si la inferencia le hubiera parecido por demás descabellada. El crío y yo nos sonreímos cómplices de una interlocución que es solo nuestra. Como cuando dice "mamá" pero no para nombrarme a mí, porque en realidad quiere decir que es urgente que el adulto a cargo, su padre o yo, se disponga a solventar de inmediato cualquiera de sus necesidades no expresadas por falta de vocabulario. Por ahora, mamá no es todavía un sujeto, sino una función.

Mi mamá me contó hace poco sobre la primera vez que vi granizo. Tenía cuatro años recién cumplidos. Vivíamos en el desierto, llovía poco en verano y nevaba en invierno, pero nunca había granizado. Estábamos en la cocina cuando empezaron a caer las primeras esferas de hielo. Una impactó en la ventana y yo comencé a gritar por toda la casa: "¡Están lloviendo vidrios!".

Los niños no adquieren el lenguaje, lo recrean. La lengua es una enorme hoguera alimentada por todos sus hablantes. Los niños juegan a su alrededor, aprenden de nosotros a respetar el fuego, a relacionarse con él y a mantenerlo vivo. Arrojan ramitas como balbuceos y ríen al verlas arder y consumirse. Poco a poco, también van aprendiendo a fabricar sus propias antorchas para explorar las sombras que la hoguera no alcanza a iluminar.

La lengua es nuestro hogar-hoguera que arde desde hace siglos y seguirá ardiendo cuando nos vayamos. Nosotros siempre seremos recién llegados a su ceremonia. Observamos fascinados la danza hipnótica de las llamas y, a veces, esa fascinación nos hace creer que antes del fuego no existía nada de lo que él ilumina.

La fascinación no se parece en nada al asombro porque enajena. No produce curiosidad y, por lo tanto, tampoco produce pensamiento. El *thauma* es un prodigio que acontece en el instante en que el mundo conocido se mira con ojos nuevos. Asombrarse, ahora lo entiendo, es hacerse sombra, oscurecerse aceptando el propio desconocimiento para permitir que algo más se ilumine. Como cuando colocas la mano encima de los ojos para lograr ver un poco más allá en el horizonte. Ejercer el asombro es comprender que aquello que nos revela la luz solo puede ser visto con claridad si aprendemos a mirar desde la oscuridad. A-sombrarnos: volvernos hacia las sombras para que aquello que está frente a nosotros pueda iluminarse.

El *fascinum*, por otro lado, implica hechizar o subyugar. Su raíz: *fascis*, se relaciona con los fasces, atados de varas que los lictores romanos llevaban en hombros para representar el poder político y militar de los magistrados que acompañaban. Los fasces representaron la capacidad del Estado romano para impartir justicia y castigar.

En la actualidad, el símbolo permanece en el escudo de Francia, en el Congreso de los Estados Unidos, en el escudo de la Guardia Civil española y, por supuesto, en los íconos del movimiento fascista italiano al cual le otorgaron nombre.

Además, en Roma también se utilizó la palabra *fascinum* para designar el falo en un contexto de escarnio, como han comprobado, entre otros documentos, los versos satíricos de Horacio. La fascinación es sometimiento e implica una relación de poder irreversible. El asombro, por el contrario, es un ejercicio de la mirada, un horizonte nuevo que se abre a la imaginación y la creatividad.

Hay un ave que canta todas las mañanas desde la jacaranda frente a nuestra ventana. No canta, repite con insistencia uh-uh-uh. Nunca hemos podido verla pero la puntualidad en su llamado es de admirarse. Mi hijo ha comenzado a llamarla "pericul". No sabemos por qué, ni en qué se basó para inventar ese nombre, pero todos los días, a punto del alba, él despierta y abre la ventana para escucharla "shhhhh, ahí está el pericul, ¿oyes?". El pericul resultó ser un pájaro mágico que todas las mañanas llama al sol para despertarlo porque si no lo despierta no amanece "y entonces nos quedamos a oscuras y se acaba el mundo". Los pericules se volvieron parte de nuestra mitología familiar.

Todas las familias con niños pequeños son practicantes del asombro primigenio y, por tanto, tienen una mitología, un relato que las une y les permite enfrentar el mundo, y para reactualizar sus mitos, tienen también sus propios rituales. En nuestra pequeña casa habitan arañas diminutas que tejen sus nidos en el pelo de los niños cuando no se peinan, solo el papá y yo podemos verlas porque son invisibles a los niños. También existe la enfermedad de la sopa de verduras, que es muy grave y la puedes contraer si comes demasiada; esa la descubrió y documentó, por supuesto, mi hijo. Tenemos el ritual de escuchar al pericul, de darles los buenos días o las buenas tardes a todos los perros del parque sin que nos falte ni uno y el de besarnos los ojos los unos a los otros cada noche para evitar las pesadillas.

Platón escribió que el ser humano es el único ser viviente que se asombra de su propia existencia y por lo tanto es consciente de su mortalidad. Él afirma que la filosofía es esa preparación para la muerte. Yo no creo que exista una preparación para la muerte, pero si existiera, no vendría de la filosofía, sino de las mujeres que criamos.

La primera vez que hablamos de la muerte, habías cumplido ya tres años, estábamos en el baño a punto de lavarnos los dientes. Viste una araña en una esquina y apuntaste hacia ella alarmado. El bichito patilargo e inofensivo se agazapó bajo el lavabo. "¡Mátala, mamá! ¡Mátala!" me gritaste frenético. Me sorprendió tu repentina actitud predadora y me encontré de pronto ante la triste idea de que habías dejado de ser un bebé impoluto y habías adquirido ya la mala maña que tienen los hombres de pisar bichos inocentes.

Aplasté a la araña con suavidad para evitarte el espectáculo de un despanzurramiento. Quedó hecha bolita torpemente, incapaz de envolver sus enormes patas alrededor de la cabeza de alfiler que había sido su cuerpo. Eso es un cadáver, pensé en decirte, unas cuantas hebras mal anudadas. Pero preferí observarte en silencio mientras tú contemplabas acuclillado. Tuviste el impulso de tocarla, estiraste hacia ella la manita pero la recogiste de inmediato contra tu cuerpo. Después de un rato te volviste hacia mí y ordenaste: "Bueno ya, despiértala".

Me senté en el piso junto al animalejo y te coloqué sobre mi regazo. Te expliqué entonces que cuando algo se muere ya no despierta nunca. Me miraste confundido, como si de pronto hubieras olvidado lo que significaban las palabras. Te quedaste serio durante un rato y, unos minutos después, tus mejillas volvieron a enmarcar una sonrisa.

"No es cierto, mamá. ¿Verdad que no es cierto?" dijiste antes de echar a correr rumbo a tu cuarto, porque no estabas dispuesto a aceptar otra respuesta que la que ya te habías dado a ti mismo.

Te dejé ir sin aclararte nada. Pero un día voy a contarte que, aunque durante mucho tiempo te haya hecho creer lo contrario, yo no tengo todas las respuestas y casi nunca estoy segura de lo que digo o de las decisiones que tomo al respecto de tu crianza. Lo que sí sé es que cuando algo se muere ya no despierta nunca. O despierta en otro sitio, en otro sueño, o todo depende de lo que entiendas tú y entienda yo por despertar. Los sueños parecen tan reales como la vida y sin embargo te despiertas.

Estoy en proceso de des-aprendizaje, me hago hacia la penumbra y observo: las palabras se revelan de pronto como la sombra de esa pirámide de Tales, cuyo tamaño cambia de acuerdo a la posición del sol. Es verdad, el lenguaje (nos) sueña.

Un reverso a manera de epílogo

Las náuseas, los ácidos estomacales quemándote hasta la garganta, la piel que se estira y se rompe, el flujo, las infecciones urinarias, el ahogo, la comezón, el insomnio, los granos, el pelo cayéndose a jirones, los dientes picados, la aguja clavada en la espina dorsal, las encías reventadas por el esfuerzo de pujar, la costra de la episiotomía, la sangre, la pus, el cebo de la cabeza que debes besar cuando te la ponen encima como un paquete de carne recién pesado en la carnicería; el miedo, las bolas de leche cuajada en los pechos, la hinchazón, el dolor ubicuo, el pezón despellejado, el ardor, el cansancio, la flacidez del vientre vacío como un balón desinflado; la mierda, la mierda en todas sus categorías que aprendes sin darte cuenta: la mierda marrón y semisólida que indica salud, la amarilla con pus de las infecciones, la verde de los nuevos

alimentos, la oscura, la dura y redonda como piedra de río, la mierda suave y pastosa, la mierda
caliente embarrada en tus manos; el recuerdo vago
del asco, la costumbre, el cansancio, el llanto a
media madrugada, el llanto de cólico, el llanto de
hambre, el llanto de sueño, el llanto de algo terrible que no identificas; la angustia, el remordimien-
to por los pensamientos arrepentidos, que duran
segundos, que duran a veces toda la noche mientras arrullas; las canciones de cuna que odias, los
consejos, de tu madre, de tu suegra, de tus vecinas,
de un montón de gente desconocida a la que no le
importas pero no puede quedarse callada; el vó-
mito, el silencio que añoras, las ojeras, los dientes
brotando en medio de berridos, las infecciones de
oído, las temperaturas, los malditos 38° que no
ceden; los mocos, los mocos transparentes e ino-
cuos, los mocos verdes de pediatra, los mocos em-
barrados en toda tu ropa que apesta también a
leche, también a pañal, a lágrimas; los brazos vencidos, la espalda partida, las horas que pasas culpándote por todo lo que no hiciste, culpándote
por todo lo que no sabías, culpándote por todo lo

que sabes y de todas formas no haces; los juicios a los que te obligas a comparecer, los prejuicios, las patadas que nadie menciona cuando alaba el colecho, los gritos en la almohada, el peligro de la escalera, de la lejía, de la ventana abierta, los cientos de peligros que ni siquiera adviertes pero que acechan, que también son tu culpa si te descuidas; los descuidos, las caídas, las visitas a urgencias, las caras de reproche de los médicos, la lástima de las enfermeras, el hartazgo, la noche como una nueva amenaza de enfermedad o pesadilla. Todo esto ya va siendo hora de también decirlo, de sacarlo de la letra chiquita, de contarlo, de acompañarlo para hacer a un lado la soledad y la vergüenza cuando desfallecemos, porque sabemos que al final del día, nos sigue sosteniendo la ternura.

Índice

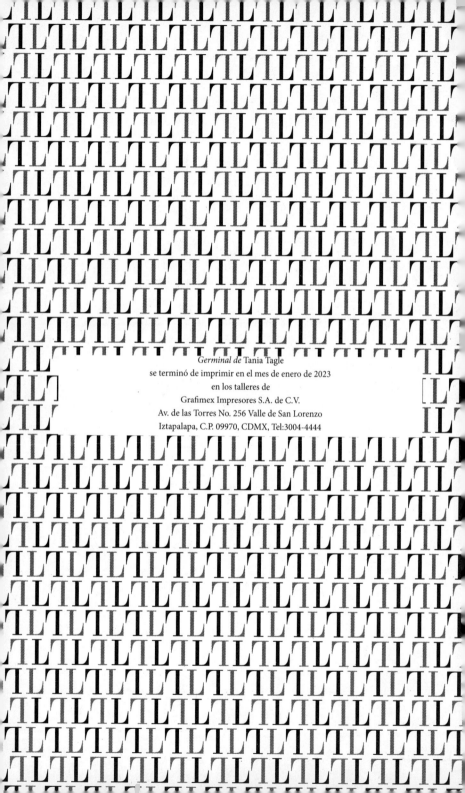

Germinal de Tania Tagle
se terminó de imprimir en el mes de enero de 2023
en los talleres de
Grafimex Impresores S.A. de C.V.
Av. de las Torres No. 256 Valle de San Lorenzo
Iztapalapa, C.P. 09970, CDMX, Tel:3004-4444